U0119079

骨盆
矯正瘦

1 個月骨盆歸位 3 個月肌肉彈性恢復 6 個月瘦回小姐身材

骨盆
矯正瘦

曲線矯正權威醫師 金修然—著　陳品芳—譯

序

　　結婚前我不喜歡小孩，不，應該是說看著曾經有一番成就的朋友，因為生小孩把身體搞壞、因為小孩放棄自己的人生，我就下定決心要成為「絕對不生小孩」的女醫師。所以結婚懷孕時，比起喜悅，我其實更感到負擔，甚至因為醫院太忙導致我沒能好好做胎教就生下了小孩。

　　第一次把孩子抱在懷裡時，我大哭了一場。想到自己竟然把這麼漂亮的小孩當成負擔，就覺得抱歉、後悔，甚至感到丟臉。生完以後過了一段時間，我開始理解為什麼世界上所有的母親，都會願意放棄自己的一切，只為了「我的孩子」活下去。

　　當時我39歲，很晚才生第一胎的我，做什麼事情都不容易。就像要同時兼顧育兒和職場的所有職業婦女一樣，我面臨睡眠不足、各種痠痛找上門的問題，這些問題搭配著孩子給的幸福感，讓我每天都過得很忙碌。突然某天，我右邊的肩膀實在痛到受不了，痛到無法往右側躺的程度。抱著擔憂的心情接受許多檢查，結果讓我

突然驚覺：「我的身體並不正常！」無論是腰、脖子、肩膀還是膝蓋，全部都在慢慢變形。

　　我很晚才開始做以前自己在醫院建議患者做的運動，因為生孩子前我非常喜歡運動，所以開始做運動時，並不會很排斥。但結果又讓我經歷一次挫折，因為我處在「身體不聽話」的狀態。生產前後的差異並不只是「孩子出生了」而已，而是女人的身體為了成為母親，在這過程中起了神祕的變化。實際經歷以前讀書時只在課本上學過的事情，才真的開始配合改變學習相關知識，打造出讓身體以「恢復」→「健康」→「美麗」的順序改變的運動課程。

　　懷孕最先反應在身體上的，就是「荷爾蒙」。懷孕期間，因為荷爾蒙的命令，可分為初期、中期、末期，身體會配合胎兒發育過程而改變。到了懷孕中期，母體會將一切調整成能讓胎兒健康長大的狀態，末期則會再一次改變，讓胎兒能夠順利從產道出生。子宮變大的同時，雙腳會水腫，骨盆的骨頭也會變鬆，尾椎會開始感到疼痛。

但更驚人的改變是哪個時期妳知道嗎？

正是產後。為了恢復，身體會迅速發生很多驚人的事情。熱量消耗變多、代謝機能活絡，所有的上皮細胞和黏膜細胞都再生了。拉長的韌帶和肌肉彈性都恢復，骨骼也回到正常位置。這些過程大致會在產後6個月發生，主導生產前後身體變化的「放鬆」荷爾蒙，到了這時候分泌量就會急遽下降。當身體發生急劇改變時，再搭配「運動」的話，就是加快改變速度的絕佳機會。剛生完孩子那段時間，是我們人生中熱量消耗最多的時期，只要稍微努力一下，就可以獲得顯著的成果。

我們醫院經常可以看到從產後100天到6個月，甚至是6個月以上的產婦，她們大多有骨盆、尾椎、肩膀、腰部疼痛的問題，大部分還有減肥的煩惱。建議她們接受治療，她們又說因為小孩的關係所以無法經常回診。每次看到她們因為疼痛而笑著喊「媽啊」的時候，我都覺得很心疼。

去年，在我45歲時，決定要懷期待已久的第二胎。想

著「為了讓我們這些媽媽在懷孕期間不會生病，好好保養身體，生產後能恢復得比懷孕前更健康、更美麗，我要做一點小小的努力」。所以從第二胎第四個月起，我便開始親自拍攝產婦運動影片上傳到臉書，生產後第三週開始，便以「恢復」→「健康」→「美麗」的順序，分享我做過的運動。

　　現在我把這些獲得產婦們熱烈迴響的運動出版成書，就算生完已經過了6個月以上也沒關係，我們的身體可以被稱為「人生的成績單」，會如實地應對自己的改變，並把這些改變反應在生活中。慢慢開始就好，不要太貪心，每天15分鐘就足以改變身體。

　　希望天下的媽媽都能健康、幸福！加油！

2016年6月

體型矯正專醫 金修然

CONTENTS

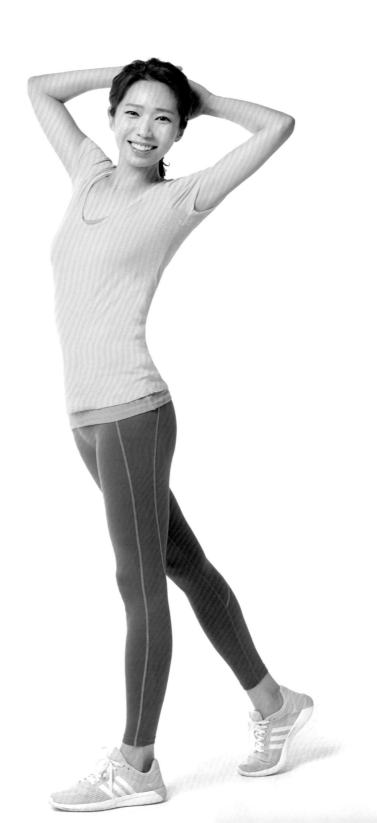

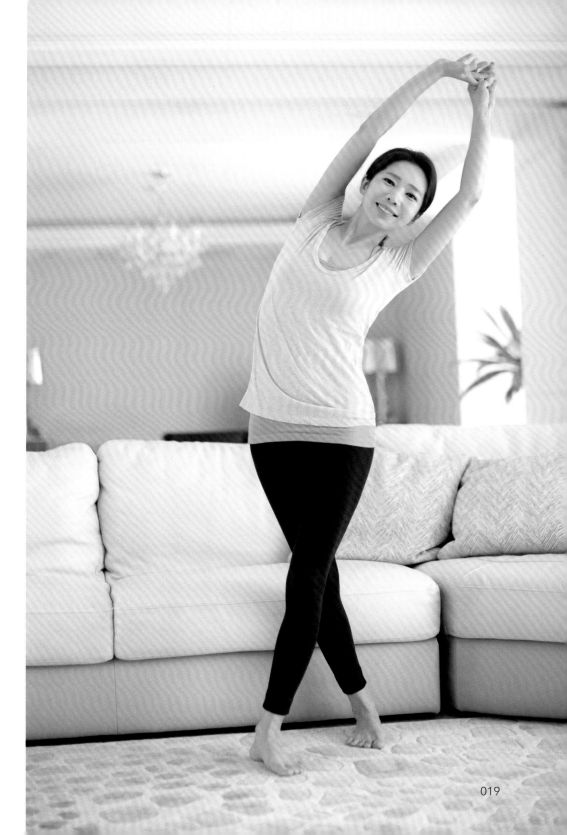

動得越快，
恢復越快

「想運動，但才剛生完還不到100天，要運動好像還太勉強了。」

很多產婦都會有這樣的擔憂，因為大家都認為生完小孩之後勉強自己運動的話，就會一輩子為產後風所苦。

產婦們最擔心的事情之一就是產後風。生完之後如果覺得身體哪裡痛，就擔心是不是產後風，從此之後又更加小心，也因此更容易讓自己盡量躺著不動。但其實我們常說的「產後風」，是生完小孩之後，身體在恢復過程中會出現的正常疼痛現象，並不是大家擔心的那種「好像是哪裡出了問題」或「未來會出問題的前兆」。

懷孕到了5個月左右，全身的韌帶就會拉長，放鬆荷爾蒙也會開始分泌。腹部和骨盆會變大，子宮頸也要打開，這樣才能正常的懷孕、生產。這時候，其實只要骨盆的關節變軟就能順利生產，但荷爾蒙卻

不會只作用在骨盆，所以全身關節的韌帶都會拉長。

　　當然，不會因為生完小孩，鬆弛的骨骼就立刻恢復成原狀，大概要花6個月的時間才會慢慢回歸原位，這個過程就會讓人感到疼痛。

　　當然，在韌帶不夠強健，使關節鬆弛的狀態下，突然對關節施加過大的壓力肯定會出問題，但絕對不會到無法正常生活的程度。所以不要再擔心產後風了，還是建議大家盡快恢復日常生活，動得越快就恢復越快。

　　一說到產後要盡快開始運動比較好，很多產婦就會想到健身房、皮拉提斯、登山等運動。當然，這些都是能維持健康的好運動沒錯。但為了改善產後的身體狀態，就必須要做不一樣的運動。從簡單的伸展運動開始就好，讓懷孕期間變弱的肌力、因為體型改變而僵硬的關節恢復，不需要做太激烈的運動。

　　最基本的例子就是「呼吸運動」，剛生完做呼吸運動再適合不過了。呼吸竟然也能是運動？想必各位一定不敢相信。懷孕時身體會往內縮，腹部會往前突出，腰也會被推擠。體型變成這樣，呼吸就會變短促，所以生完之後我們要透過呼吸運動，讓橫膈膜經常運動，促進血液循環和身體循環，腹肌就

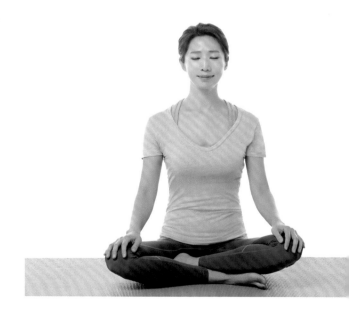

會自然恢復。

　　如果希望生完小孩以後身材迅速恢復，那呼吸運動才是必要且最基本的運動。所以如果希望自己生完小孩，盡快恢復身體狀態的話，那建議各位一有空就做呼吸運動。雖然這個運動很簡單，但效果可不容小覷喔。

產後最好的運動是
伸展

很多產婦會抱怨全身痛到沒力、動彈不得，甚至有些人會憂鬱地說其他人看起來都很好，好像只有自己很難過。但其實生完小孩之後，到處都在痛、痛到沒力氣是很正常的事，不痛才奇怪。

很多人都會問我：

「院長生了兩個小孩，還在醫院看診，怎麼有時間做運動？」

其實我跟大家差不了多少，我發現同時帶小孩跟工作，又要花時間運動，實在不是一件簡單的事情。所以我只要一有時間就做伸展運動，早上起來做10～20分鐘，午餐時間也會擠出時間來做。時間雖然不多，但只要長時間坐下來，就能幫助培養基礎體力、控制體重。

有時候會累到連根手指都動不了，有時候又會氣到頭暈腦脹，這時我就會做伸展運動。做了伸展運動之後會比較有力氣，也會比較心平

氣和。

　　伸展運動也能幫助解決產後憂鬱症的問題。沒有一位產婦生完小孩後是完全幸福的，因為小孩出生後，一下子就從女人變成母親，要配合孩子放棄其他的事情，感覺就像自己的人生消失了一樣，如果外表無法恢復到以前的水準，那就會更讓人憂鬱。這種時候如果能做一下伸展運動，不僅心情會變好，身體狀況也會跟著提升。光是伸展，就可以刺激末梢神經到腦下垂體的荷爾蒙分泌能力，讓身體的機能變好。

　　覺得疲憊、無力時就伸展一下，便能刺激肌肉細胞，讓肌肉更有力。伸展運動會讓人覺得舒爽，那不只是單純的感受，而是真的可以喚醒身體。

　　此外，另一個讓產婦感到難受的問題就是水腫，伸展也是最能有效消除水腫的運動。如果早上起來水腫很嚴重，可以用香蕉加一點牛奶打成香蕉牛奶喝，然後再做點簡單的伸展。因為香蕉裡面富含能消水腫的鉀，這樣水腫就自然而然不見了。這也是我在懷孕期間，可以一直過著無水腫生活的秘訣。

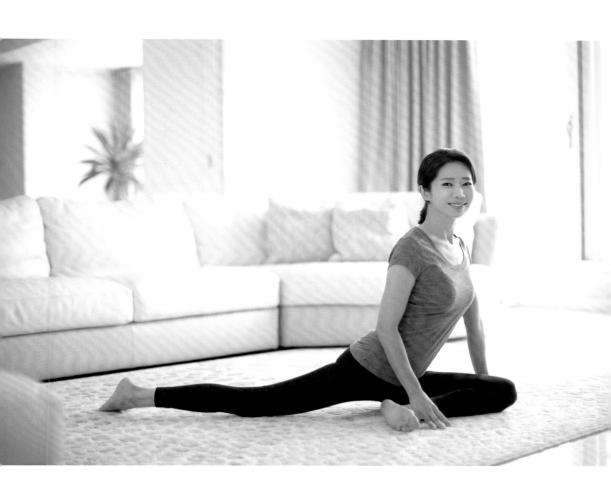

「感覺身心疲憊不堪時，
就一天做5分鐘或10分鐘的伸展運動吧。
對產後的婦女來說，伸展是最好的運動。」

恢復懷孕期間
變差的核心肌力

　　很多人會說懷孕前就算不特別做運動肌肉也很有彈性，但生了小孩之後，不光是腹部鬆弛，感覺全身的肌肉好像都變鬆了。這是當然的。因為懷孕期間活動量下降，肌力會變弱，彈性當然也會變差。

　　平時喜歡運動的人一旦懷孕，就只會簡單的散散步，不額外做其他的運動。活動量跟運動量大幅減少，當然會彈性也會變差。尤其是懷孕之後，皮下脂肪會聚集到腹部，臉跟手腳的皮下脂肪都會變薄，彈性也就變得更差。

　　彈性變差雖然對健康不會有太大的問題，但骨骼會晃動卻是個大問題。我們通常會覺得人可以站直是因為骨頭，但其實並非如此。只靠骨頭的力量，無法讓我們維持姿勢。如果骨頭想要維持不動，就要靠肌肉在旁強力支撐才行。這也是為什麼比起表層就能摸到的大肌肉，

的大肌肉也必須要好好鍛鍊。如果有特別想要鍛鍊的部位，就可以從產後6個月，開始正式做特定部位的運動。

請大家輕鬆一點，讓自己健康地復原，把目標放在讓人驚嘆「妳什麼時候生了小孩？」這件事上。並不是體重瘦下來，就表示恢復健康，而是要從身體內部開始保養，當一個健康又美麗的媽媽，這才是讓媽媽、小孩都能幸福的最基本的方法。

到了小孩周歲時，才開始做1～2個月的短期快速減肥，或是像抽脂這種迅速改變身體的方法並不正確。外表可能一下子有了大幅的改變，但身體狀況很快會變得比以前還要糟。

孩子越大，
媽媽越要強壯

「我有腰間盤突出的問題，後來狀況好了一點，就在23歲懷孕了。孕吐結束之後我就開始狂吃，一直到臨盆之前，總共胖了20公斤。覺得自己很快就能瘦回來，但卻瘦不到10公斤。4公斤的健康寶寶讓我的腰無法負荷，在床上躺了好長一段時間，覺得好像好一些了，等孩子到了8個月時，又讓我苦不堪言。不光是腰，連骨盆、膝蓋都像是有人拿刀在割一樣痛。雖然吃了藥，也接受好的治療，但卻都沒有用。」

並不是生完之後就出現疼痛的問題，而是生完後6個月身體才開始會痛。媽媽最需要體力的時期，正好是生產後8～10個月。這段時間孩子的好奇心一天比一天強烈，活動量也越來越大，但自己卻不能走路，只好要求大人抱。8～9個月的小孩非常重，而要把這麼重的小孩

舉起來、抱在懷裡、揹在背上……隨著孩子日漸長大，媽媽的身體也就越來越不舒服。

方法只有一個，就是把身體鍛鍊到可以支撐孩子的體重。

看國外明星的照片，可以發現他們都用一隻手抱著已經長大的小孩在走路，無論是維多利亞貝克漢還是米蘭達寇兒都一樣。明明很瘦，但卻能一隻手把小孩抱在腰間走路，這是韓國的媽媽們從來不敢想像的事情。怎麼能單手把超過10公斤的小孩抱起來呢？雙手抱都覺得很辛苦了。

西方女性的筋骨比東方女性更寬大、結實，基礎肌肉量也比較多。維多利亞貝克漢、米蘭達寇兒都很瘦，但她們可不只是瘦而已。一眼就能看出來，那是靠運動鍛鍊出來的結實身材。

如果到產後6個月都還無法恢復肌力，那之後就會出現難以忍受的痠痛。如果覺得一整天都要黏在小孩旁邊，沒有時間運動，那從產後6個月開始，就會更沒有時間。因為小孩開始到處跑，妳一刻都無法鬆懈，甚至開始要吃副食品斷奶，會讓人忙得不可開交。所以，趁著前6個月小孩通常都躺著睡覺的這段時間，讓身體恢復健康是最好的選擇。出生到3個月為止，小孩一天要睡18個小時，餵過奶小孩睡著之後（不要一起睡喔^^），就在旁邊運動15分鐘。過了6個月，放鬆荷爾蒙就不會再分泌了，如果想要矯正已經變形的

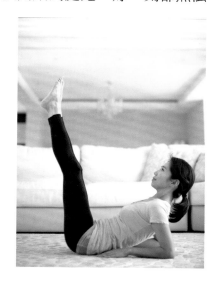

體型，就得花更多時間。

　　每一位媽媽都一樣，希望讓自己的小孩比別人幸福、健康。但身體不健康的媽媽是無法讓小孩幸福的，在來不及之前挽回，快點開始運動吧！

「方法只有一個，
　就是把身體鍛鍊到
可以支撐孩子的體重。」

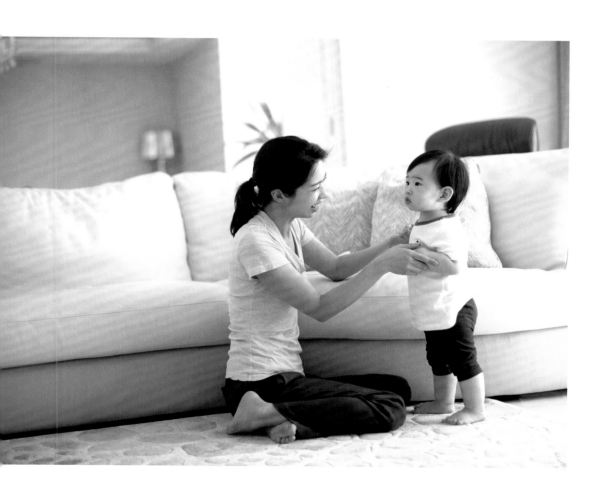

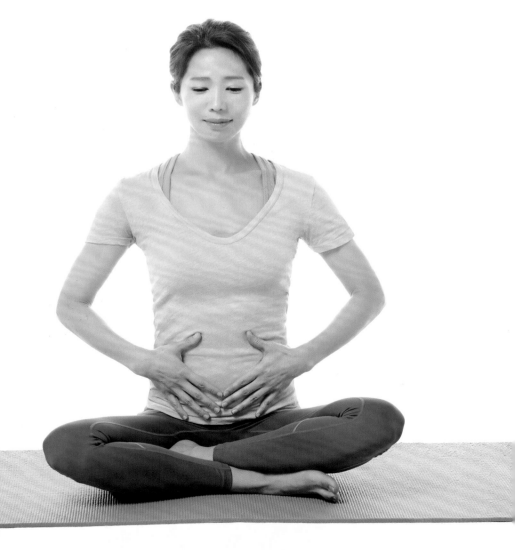

Q 剖腹產骨盆比較不會變形嗎？

A 跟自然分娩相比，我們會覺得剖腹產比較不傷身體，但其實並非如此。骨盆變形並不是在生產時才突然發生，而是懷孕期間慢慢改變的。所以自然分娩的人，在生完小孩當天就可以快速恢復到能行走的程度，但剖腹產卻會因為手術的關係而沒辦法做較大的動作。所以想要產後減肥，當然還是自然分娩比較好。但過了產後1個月，自然產跟剖腹產的產婦恢復狀態就差不多了，所以從結果來看其實沒什麼差別。

Q 聽說產後6週內不能做運動也不能減肥耶

A 產後6星期被稱為「月子」，很多人都說這段時間要多注意，但這可不是要妳什麼都不做，整天只要躺著就好的意思，只要不是「過度勉強的減肥」就沒關係。像是餓一整天、運動3～4小時，或是單一食物減肥法這種，都算是過度勉強自己的減肥方式。前面也說過，生完小孩之後新陳代謝會變好，老廢物質排洩也會比較順暢，所以只要不吃補品就能順利瘦下來。這本書裡介紹的運動，並不是那些以減肥為目的的高強度運動，而是以骨盆為中心，讓身體恢復正確姿勢，讓生完小孩後身體能夠更健康的運動。

Q 聽說餵母乳對減肥有幫助，真的嗎？

A 對，沒錯。餵母乳不僅對小孩有益，也能夠守護媽媽的健康。小孩吃奶的時候，媽媽的身體會分泌催產素，這種荷爾蒙會讓因生產而變大的子宮收縮，幫助產婦身體恢復。此外，餵母乳也可以降低乳癌、骨質疏鬆症的機率。

　哺乳時，媽媽的心情很重要。哺乳中的媽媽，荷爾蒙的狀態會傳達給小孩，所以哺乳時媽媽一定要保持愉快的心情。媽媽有壓力的話，母乳就更不容易擠出來，在媽媽覺得不舒服時餵奶，很可能會讓小孩一直哭鬧。

Q 過了產後6個月，就很難靠自己矯正骨盆嗎？

A 不是這樣的。當然，可能會花一點時間，需要更多的努力，但體型矯正醫院會做的骨盆矯正治療，其實主要就是教患者合適的運動以及正確的生活習慣。或者來就診的原因，也都是為了學這些。唯一不同的地方，就是在醫院會為了能快速看到療效，而使用特殊機械、電流刺激等輔助治療方式。

　為了改善骨骼的位置，就要反覆地收縮、放鬆肌肉，所以運動才是王道。就算沒辦法一次改變，一星期每天都花10分鐘做運動，很快妳就會發現「原來身體就是這樣改變的！」

產後如果太快開始運動，會不會產後風？

A 產後疼痛是大家都會經歷的過程。如果懷孕前關節就不好，那生產後的疼痛問題就會更嚴重，如果是關節問題，或是固定韌帶的肌肉不夠強壯的話，那產後的身體疼痛就會演變成慢性病。產後疼痛不是因為做運動而變嚴重，而是因為不做運動才越來越嚴重，而且還可能繼續嚴重下去。如果害怕產後風，建議還是積極運動才能避免。

Q 生完要怎麼吃才會瘦？

A 生完以後其實沒什麼特別的，每天三餐規律，每一餐都均衡飲食就好。這種常識大家都聽到膩了，但還是得再三提醒，畢竟這是最重要的。育兒過程中，媽媽會發現要按時吃三餐並不容易。但每一餐之間間隔的時間越長，下一餐暴飲暴食的機率就越高，可能會讓身體吸收過多的熱量。這種飲食習慣，是造成我們身體快速老化的主因，因為暴飲暴食會讓促進身體老化的活性氧變多。

　　所以一天三餐都要規律，不要在老公下班以後一起買宵夜來吃^^。營養品也要記得吃。我們身體所需的營養缺一不可，為了補足那些不夠的營養，就會讓妳的食量變大，身體就是會這樣自動調整。所以雖然吃得不多但卻還是會胖，那就有可能是營養不均衡所致。所以除了盡量均衡飲食，避免缺少某一種營養之外，也要記得吃營養品做輔助。像我也是一定會補充維生素B、C這兩種營養。

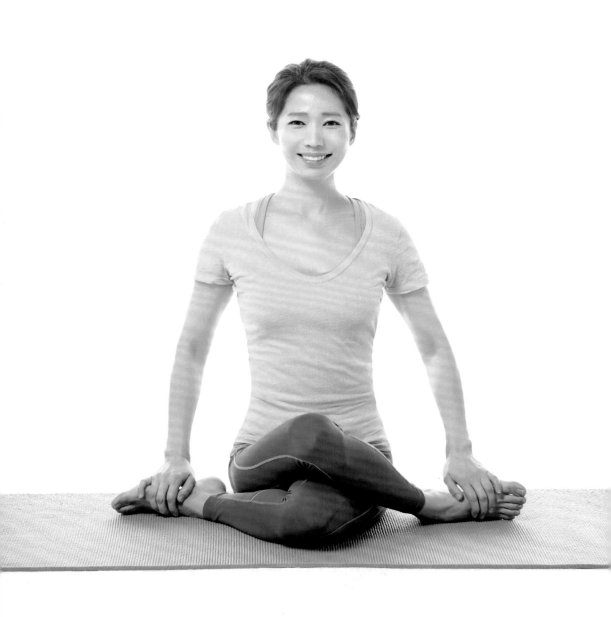

讓身體迅速恢復、幫助減重

PART
3

不同時期的
**產後
骨盆瘦身**

產婦在生產後總會害怕運動，但現在要介紹的運動絕對不會讓大家有勉強自己的感
覺。這些動作是考慮到產婦的身體狀態，以該如何輕鬆讓身體快速恢復為目的所設
計。一天15分鐘，只要能按部就班地來，就能讓身體變得比懷孕前更美麗健康。

運動守則

1 關節運動的範圍慢慢變大。

2 每個人的極限不一樣,所以當妳覺得「啊～好累,做不下去了」的時候,就再做最後一次就好。

3 每天早晚做兩次,如果可以多做那更好。

4 一次要運動15分鐘以上。

5 動作開始之前先用鼻子吸氣,動作開始之後再用嘴巴「呼～」吐氣。配合著呼吸運動,這樣才能讓肌肉功能正常化。

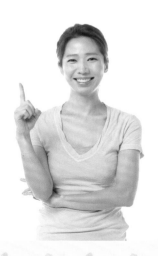

再更集中鍛鍊因為
懷孕、生產而變弱的肌力

　　生產後1個月，無論自然產或剖腹產，會陰部和腹部的傷口都已經完全癒合了。但手術傷口恢復，並不代表身體恢復到以前的狀態。所以這段時期要配合關節或骨盆周遭的肌肉恢復速度，正式開始做一些復健運動，讓因懷孕、生產而弱化的肌力增強。

　　過去因為懷孕腹部向前突出，導致背、肩、腰的肌力變弱。尤其從懷孕中期子宮迅速變大，會使位於腹部的腹直肌向兩側分開，這叫做「腹直肌分離」現象。腹直肌如果筆直且紮實地貼合，子宮就無法變大，為了讓子宮有變大的空間，腹直肌只好往兩側分開。

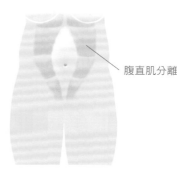

腹直肌分離

　　可惜的是，因為懷孕和生產而失去彈性的腹直肌，並不會因為生完小孩就自動恢復。如果不做腹肌恢復運動，那就算體重恢復到原來的水準，腹部贅肉還是不會消失。所

以當恢復到腹部可以用力的狀態時，就要盡快開始做腹肌運動，這樣才能讓腹部變得像以前一樣緊實有彈性。

　　如果生產前本來就不正確的體型一直沒有改善，產後就會開始為各種疼痛問題所苦。所以為了讓懷孕期間變形的身體恢復原狀，我們必須重新調整長短不一的肌肉，讓肌肉恢復平衡。尤其是生產之後，骨盆四周的肌肉呈現很虛弱的狀態，骨盆也非常容易歪掉。而骨盆歪掉就容易使全身痠痛，所以一定要做運動鍛鍊骨盆周圍的肌肉，把骨盆矯正回來。

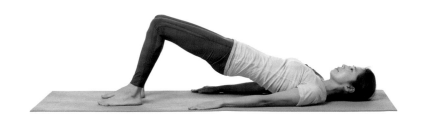

生產後100天內，搭配有氧運動 讓體重能恢復到懷孕前的水準

　　到了小孩要拍出生50天的紀念照時，媽媽也會很費心。因為這是小孩出生後的第一件大事，每個媽媽都會希望自己恢復懷孕前那沒有水腫的苗條身段。

　　如果有按照前面介紹的動作做，到了這個時期體重應該已經恢復不少。到了小孩出生100天時，媽媽的體重應該要跟懷孕前差不多才算正常。所以建議大家，減重的速度要配合生產後100天做調整。如果體重下降的速度太慢，或是懷孕期間增加的體重超出標準範圍，那就請搭配有燃脂效果的有氧運動。因為這段時期還是要多留意關節，所以請盡量避免會對關節造成負擔的登山、慢跑、跳繩等運動，改以平地快走來代替。

　　到了這個時期，身體已經恢復得差不多了，做一般的動作或運動都沒有什麼太大的限制，但卻可能因為不熟悉的育兒動作而導致痠痛，所以建議常做伸展運動，可以的話每天多做幾次恢復肌力的運動會比較好。如果是懷孕前完全不做運動，或本來就容易筋骨痠痛的產婦，

肌肉就會更虛弱，所以一定要更認真運動。運動的次數沒有限制，只要在時間和體力許可的範圍內就好。這樣全身的肌肉才會恢復彈性，也才能預防育兒帶來的痠痛問題。

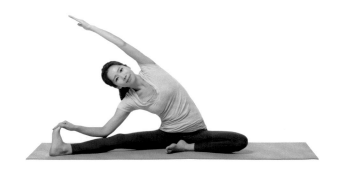

開始肌肉強化運動
打造比生產前更美麗的身材

　　很多產婦都覺得自己「才剛生完3個月」或是「才剛生完4個月」，就完全不會想運動，因為大家都認為這段時間還屬於產後調理的時間。

　　其實生完小孩過了100天，現在各位的身體狀態應該跟一般人一樣了，如果還覺得身體沒恢復，那就代表妳懷孕前身體本來就不好。「過了100天就會恢復到產前狀態」這句話的意思，顧名思義就是恢復到懷孕之前的身體狀態。如果產前身體的狀態只有30分，那過了100天之後身體就只會有30分。所以過了100天身體狀況依然不好，或是感覺好像還沒完全恢復的話，那就得靠運動來幫助身體恢復健康了。唯有這樣，才能讓妳擁有生產前都不曾有過的完美身體。

　　如果說生產後100天內是身體恢復的時期，那從現在開始就是讓妳打造健康身體的時間了。只要從這時期開始能好好做運動，身體就會比生產前更健康。這個時期開始，我們要提高肌力運動的強度，再搭配伸展運動，讓身體變得平衡有彈性。恢復速度會因為產婦生產前的

狀態，還有個人的體力有所不同，請各位配合自己的狀態，調整運動強度和次數。運動中如果覺得「啊～好累，好像撐不住了！」的話，那就表示妳非常認真。在這個狀態下再多做一次就結束當天的運動，這樣就會有很好的效果，請大家加油。

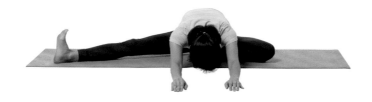

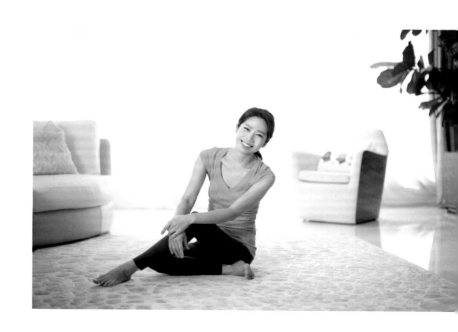

放鬆肩頸

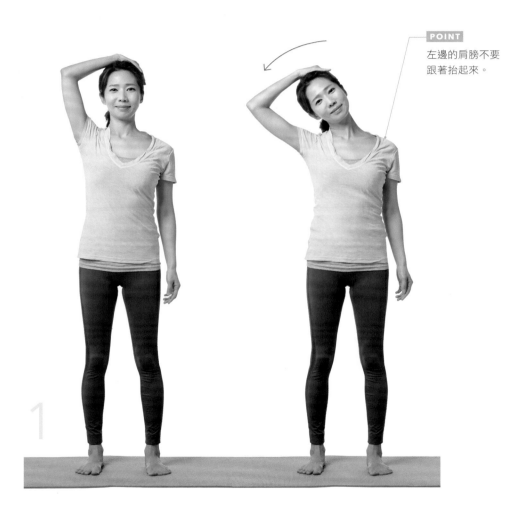

左邊的肩膀不要跟著抬起來。

右手掌貼在頭的左側，慢慢把頭往右壓，拉開肩頸的肌肉，壓到底後維持5秒不動。

懷孕期間會發生最大變化的地方，除了骨盆之外就是肩頸這兩個部位。因為肚子變大後，肩膀和背會自然往後，頭則會被向前推。生產完後如果一直維持這個姿勢哺乳，很容易造成痠痛。所以生完小孩後只要一有時間，就要放鬆緊繃的肩頸肌肉，舒緩疼痛同時也矯正姿勢。

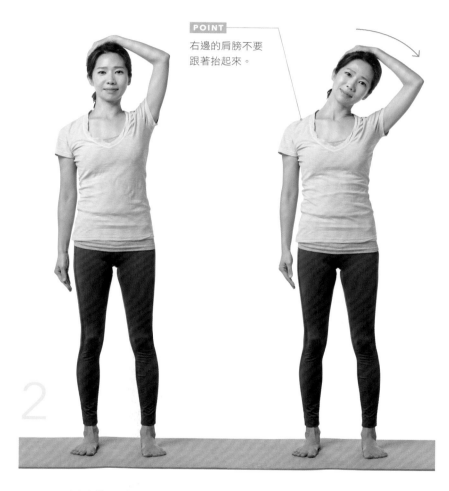

POINT
右邊的肩膀不要跟著抬起來。

這次換用左手貼著頭的右側，把頭慢慢往左壓，壓到底後維持5秒。

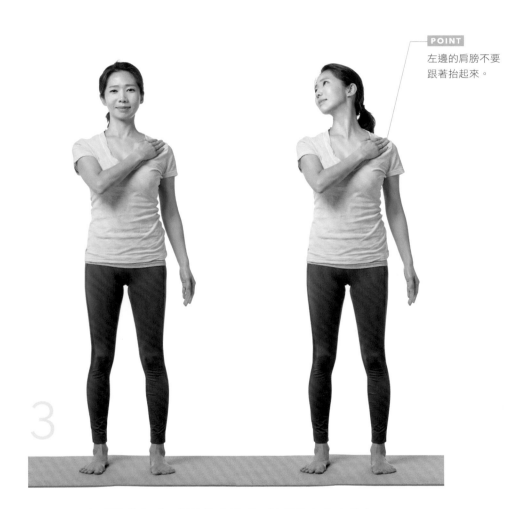

POINT

左邊的肩膀不要
跟著抬起來。

3

右手貼著左肩，視線往右邊看，脖子往右上方伸直，
完全伸直維持5秒不動。

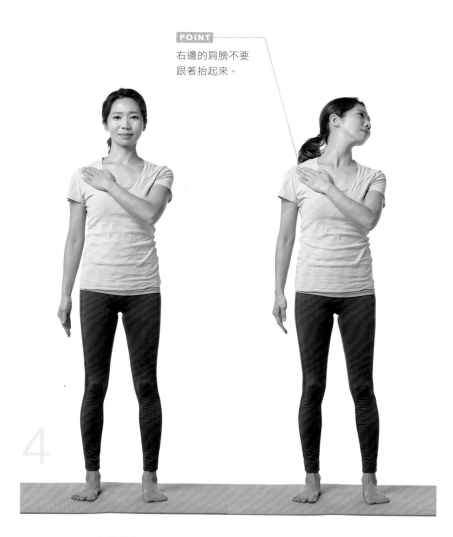

POINT

右邊的肩膀不要
跟著抬起來。

4

左手貼著右肩，視線往左看，脖子往左上方伸直，完
全伸直維持5秒不動。

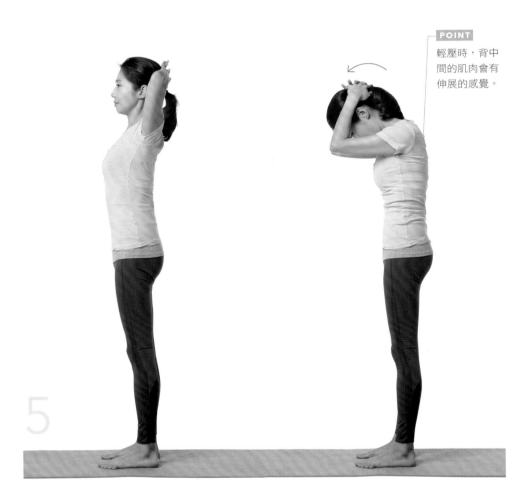

POINT

輕壓時，背中
間的肌肉會有
伸展的感覺。

雙手十指交握撐著後腦，手肘往內縮同時輕輕把頭往
前推，伸展頸後肌肉，壓到底維持5秒不動。動作總共
重複3次。

伸懶腰左右擺動

請養成每天早上睜開眼睛就伸懶腰的習慣，這可以促進妳全身的血液循環，讓妳有一個美好的早晨。這個動作可以伸展脊柱起立肌，也可以刺激骨盆和腰部肌肉，讓腰不再僵硬。

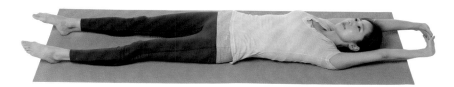

身體直直躺好，雙手向上伸直並十指交握。

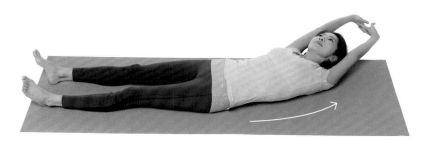

十指交握的雙手向右彎，把身體左側的肌肉
伸展開來。

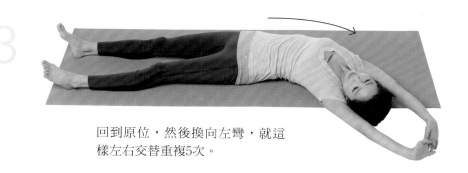

回到原位，然後換向左彎，就這
樣左右交替重複5次。

伸展腳踝

懷孕期間，雙腿會因為骨盆歪掉而變成O型腿，生產後如果不快點讓腿恢復原狀，膝蓋痠痛問題就會持續下去，這時候最簡單又最有效的運動就是伸展腳踝。這可以促進下半身的血液循環和淋巴循環，消除腿部水腫，也可以讓向內旋轉的膝蓋和腳踝恢復原狀，改善O型腿問題。

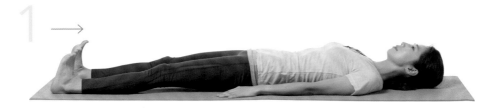

身體直直躺好，腳踝向上彎，維持10秒不動。

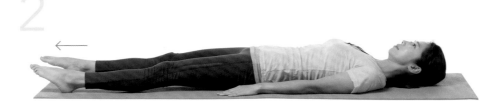

腳背打直維持10秒，就這樣彎屈、打直重複10次，每天做2套。

臥姿抬臀

臀部肌肉是我們站立或走路時最常使用的肌肉，所以生產完後一定要先鍛鍊
這裡，這樣身體的動作才會自然、恢復較快，且惡露排出也會比較容易，所
以建議有空就做一下這個動作。

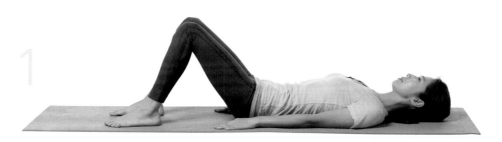

身體直直躺好，膝蓋屈起，雙腳張開與骨盆同寬，雙
手手掌貼地。

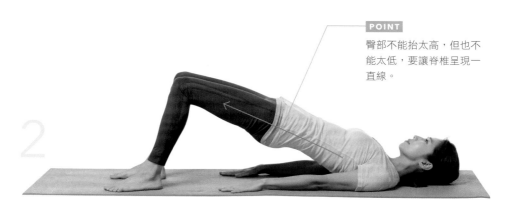

POINT
臀部不能抬太高，但也不
能太低，要讓脊椎呈現一
直線。

臀部慢慢抬起來，維持抬起的姿勢5秒，然後再從背開
始慢慢放下，就這樣重複10次，一天做2套。

臥姿呼吸

由於手術後身體不太能動，所以建議先透過呼吸改善血液循環、刺激淋巴循環。因為手術部位的氧氣供應要正常，恢復才會快。經常做呼吸運動，也可以讓大腦獲得較多的氧氣，這樣心情也會比較輕鬆。

1

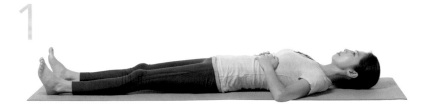

身體直直躺好，雙手放在肋骨上。

2

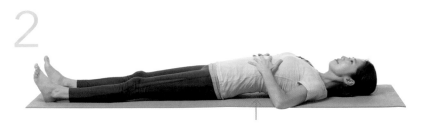

深深吸一口氣讓胸部隆起，把雙手往兩旁撐開。

3

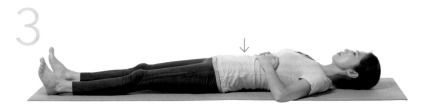

再慢慢吐氣讓胸部縮回去，吐氣時要比吸氣更專注。
每天早上、晚上各做10次。

伸展腳踝

因為懷孕時骨盆變形，雙腳會變成O型腿，這樣會讓產婦覺得膝蓋很痛。這時候只要好好伸展腳踝，就能夠讓膝蓋和腳踝回到原位，也能幫助下半身血液循環、淋巴循環，更能減輕水腫問題。

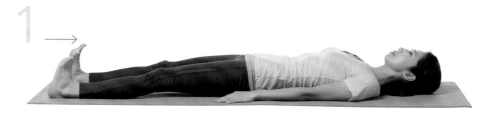

身體直直躺好，腳掌向上彎並維持10秒。

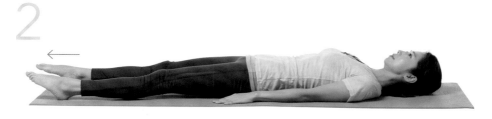

再把腳掌伸直，一樣維持10秒，就這樣重複10次，一天做2套。

伸展肩頸

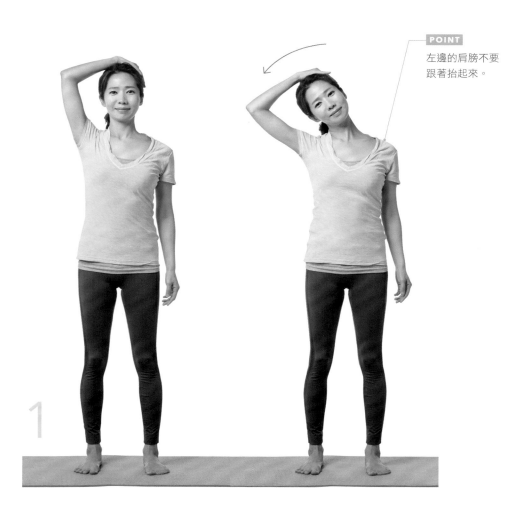

POINT
左邊的肩膀不要
跟著抬起來。

1

右手貼在頭的左側，慢慢把頭往右邊壓，維持5秒伸展
肩頸肌肉。

轉手臂

這是可以放鬆緊繃的肩膀，增加關節可動範圍的動作。手臂左右旋轉，可以讓肩膀到手臂的肌肉、胸部的肌肉都得到伸展，做完會覺得很舒服。也可以讓鬆弛的手臂、胸部恢復彈性。

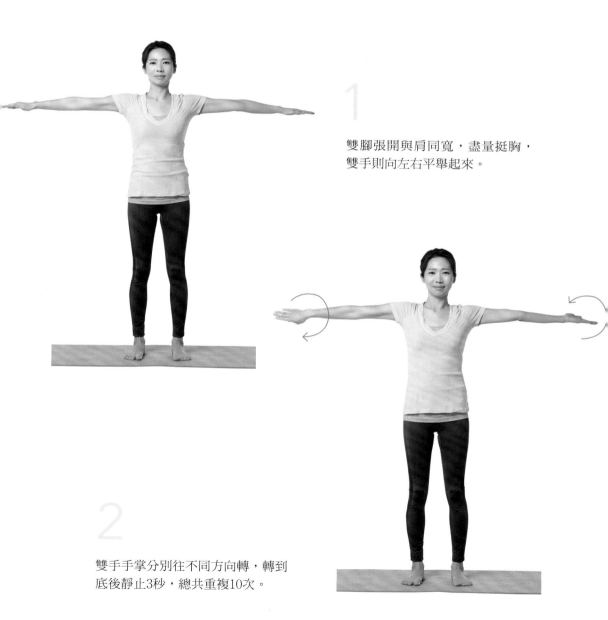

1

雙腳張開與肩同寬，盡量挺胸，雙手則向左右平舉起來。

2

雙手手掌分別往不同方向轉，轉到底後靜止3秒，總共重複10次。

單手手臂向後轉

懷孕期間緊繃的肩頸，在生完小孩之後最好要能記得多做運動放鬆。因為展開正式的育兒生活後，肩頸痠痛可能會越來越嚴重。這個動作有立即減輕肩膀痠痛的效果，有空就可以做一下。

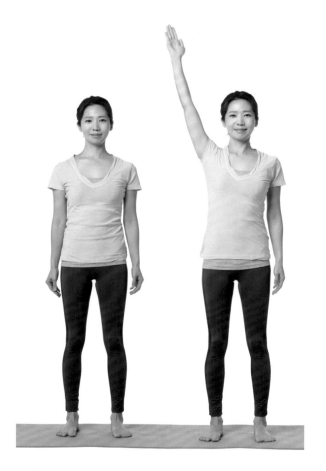

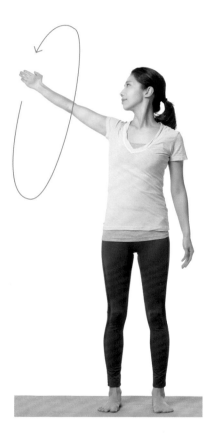

1　雙腳張開與肩同寬，右手像在游仰式一樣大大的向後轉一圈。

2　這時視線會自然跟著手臂移動，接著換左邊做一次，就這樣左右交替做10次。

到了懷孕末期，肚子會一天天大起來，而肚子可以變大，是位於身體中央的腹直肌往左右分開。但如果產後沒有幫助腹直肌恢復原狀，那腹部的肉就會鬆弛下垂，這個動作可以有效幫助腹直肌和下腹部的肌肉恢復彈力。

3

POINT

注意臀部不要離地板
太遠。

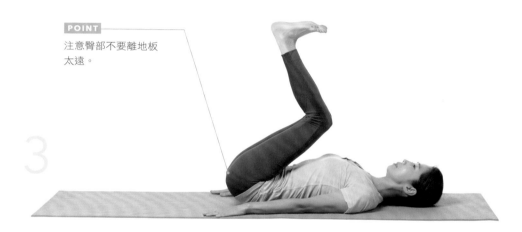

臀部微微抬起，膝蓋往身體方向靠攏，記得臀部抬起
來的時候不太需要用力。動作維持5秒後，再用跟抬起
時一樣的速度，慢慢把雙腿放下，總共重複10次。

應用動作

如果希望給腹肌更高強度的鍛
鍊，可以把臀部再抬高一點。

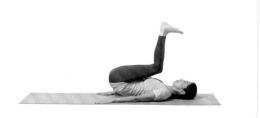

雙膝互推

小小的動作，也可以幫助生產後虛弱疲憊的會陰部肌肉、骨盆肌肉、大腿內側肌肉與腹肌恢復。在膝蓋之間夾一個抱枕，就可以更大力收縮大腿內側和骨盆深處的肌肉。

1

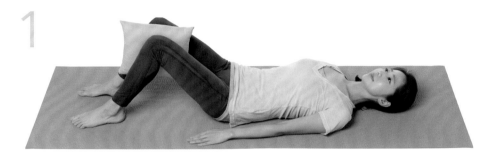

身體直直躺好，膝蓋屈起，在膝蓋之間夾一個抱枕，雙手貼地。

2

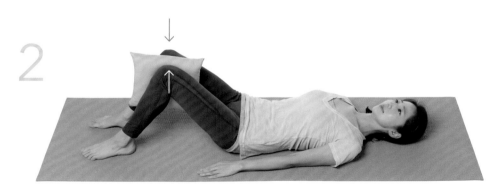

吐氣的同時雙膝向內互推，就這樣維持10秒，接著放鬆一下然後再用力讓膝蓋互推，總共重複5次。

TIP 為了要讓效果更顯著，可以用抗力球代替抱枕。抗力球可以在皮拉提斯用品店買到，一個大概2萬韓幣（約新台幣570元）左右。

臥姿抬臀

站著或走路時，最常用到的肌肉就是臀部肌肉，所以如果臀部肌肉恢復得快，日常生活也能較快回歸正軌，請大家經常伸展臀部肌肉。這個動作還可以同時強化腰部肌肉，有預防腰痛的效果。

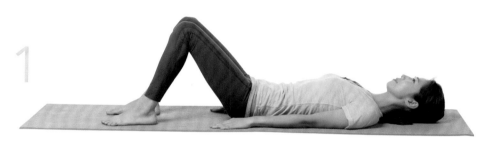

身體直直躺好，膝蓋屈起，雙腳張開與骨盆同寬，雙手手掌貼地。

POINT
臀部不能抬得太高也不能太低，要讓脊椎維持一直線。

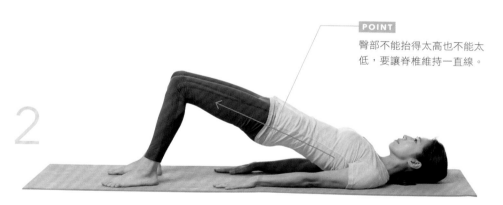

臀部慢慢抬起來，維持5秒不動，然後再從背開始慢慢躺回地面，總共重複10次，每天做2套。

臥姿抬腿

1

身體直直躺好，雙手手掌貼地。

2

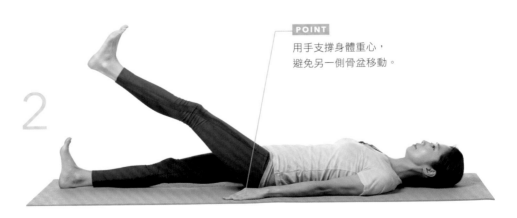

POINT
用手支撐身體重心，
避免另一側骨盆移動。

一邊吐氣，一邊把左腳慢慢抬至與地面呈45度的高
度，維持5秒不動再慢慢放下，左右交替各做5次。

躺著抬腿會用到腹肌還有位於骨盆深處的肌肉群，能有效緩和腰痛和骨盆痠痛的問題，也可以強化脊椎周圍的肌肉，能讓軀幹變得比較穩定，也能讓平衡感更好。

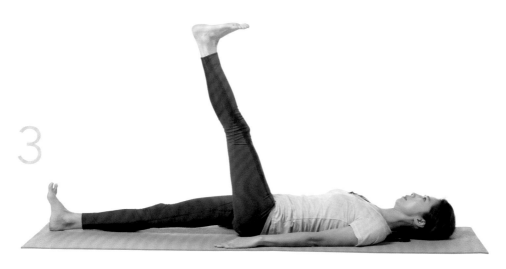

身體直直躺好，邊吐氣邊把伸直的左腳慢慢抬起來。

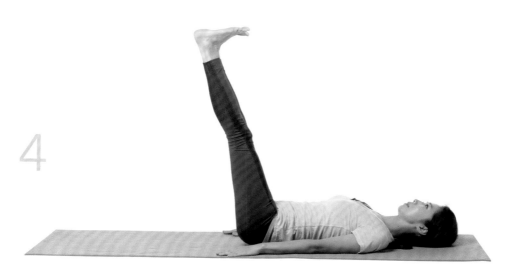

接著把右腳也抬起來，雙腳抬至一樣的高度，找到腳不會晃動的平衡點之後，維持5秒不動，接著把左腳放下，然後再把右腳放下，總共重複5次。

靠牆屈伸手

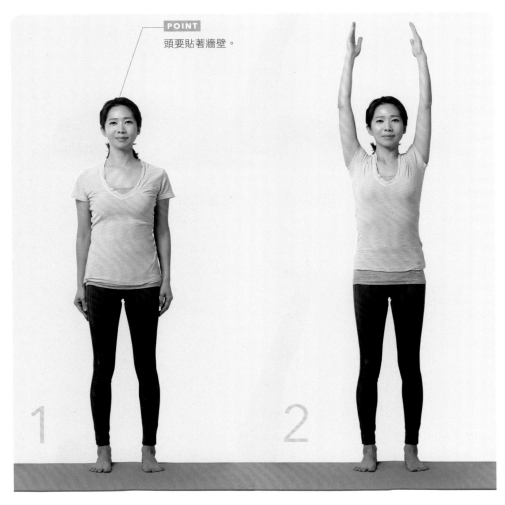

POINT
頭要貼著牆壁。

1

2

背靠著牆站好，雙腳張開與肩同寬。

雙手高舉過頭，盡量伸直。

這是運動連接腹部、骨盆與髖關節核心肌肉的動作，可以提升身體的平衡。因為會均衡地運動到骨盆、髖關節、臀部周圍的所有肌肉，能有效恢復腹肌、消除腰部痠痛、提升髖關節的柔軟度。

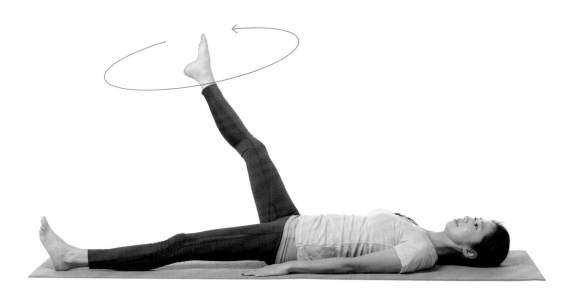

3 用右腳尖慢慢畫一個圈，總共畫5次，然後再換一個方向畫5次圈，接著換左腳。

臥姿屈抬腿

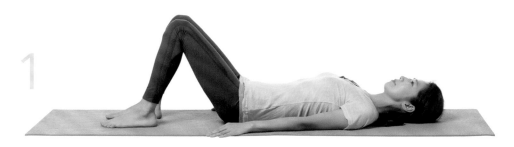

身體直直躺好，膝蓋屈起，雙腳張開與骨盆同寬，雙手手掌貼地。

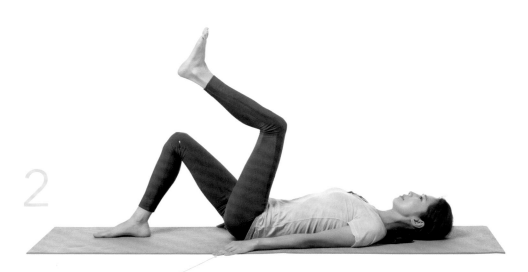

POINT

手掌要押著地板，固定身體讓上半身不要晃動。

維持膝蓋彎屈的角度，左腳膝蓋抬起5秒後，放下換抬右腳，就這樣左右交替抬20次。

進入懷孕中期，腹直肌會往左右分開讓子宮可以變大，這個動作可以讓分開的腹直肌恢復原狀。如果不希望產後腹部的肉鬆弛，那就要找時間好好做這個動作。

應用動作

膝蓋伸直腳平貼地板再抬起來，這樣可以給腹肌更大的刺激。

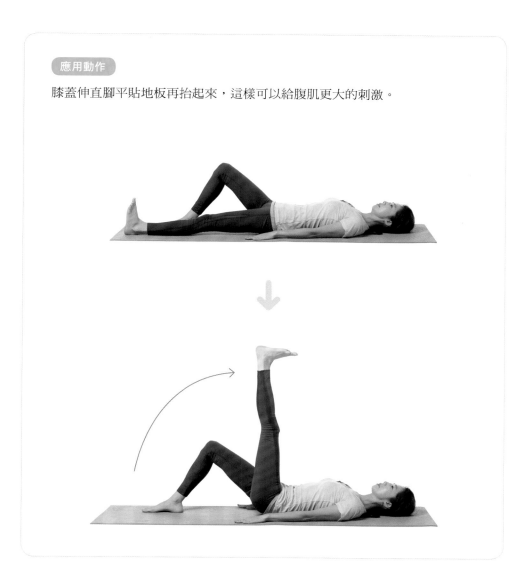

仰臥斜起坐

雙腳固定不動，只有上半身抬起來，就可以增加上腹部的運動強度。這時候如果能增加一個讓上半身斜斜抬起的動作，就能夠同時鍛鍊到側腰的腹斜肌，讓腰更苗條有彈性，是個能讓因懷孕而鬆弛的腹部，重新找回彈力的動作。

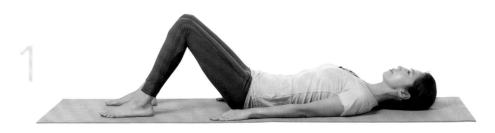

身體直直躺好好，膝蓋屈起，雙腳張開與骨盆同寬，雙手手掌貼地。

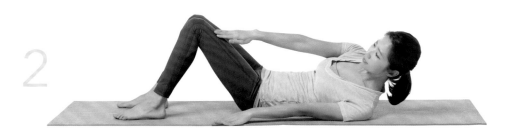

右手伸直朝左大腿伸過去，同時上半身也斜斜地往左前方抬起。在手碰到膝蓋的狀態下維持3秒不動，然後再躺回去，接著換右邊，就這樣左右交替做5次。

趴姿超人飛

這個動作可以矯正懷孕時駝背的問題,幫助妳維持正確的姿勢。也可以讓臀部肌肉更結實,並幫助放鬆緊繃的肩、背肌肉,消除痠痛。

1

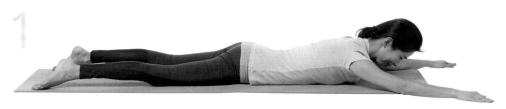

身體直直趴在地板上,雙腳張開與肩膀同寬,雙手往前伸直。

POINT
視線大概落在前方40～50公分處。

2

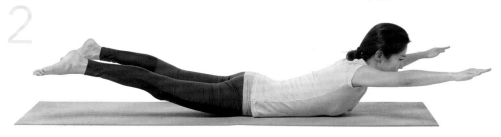

手和腳同時抬起來,不用抬得太高,維持10秒後放下,總共做10次。

臥姿抬臀抬腿

這個動作可以恢復被拉長的骨盆肌肉，還有肌力變弱的腰部肌肉，更有防止腰部痠痛、矯正骨盆的效果。

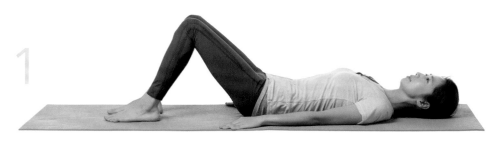

身體直直躺好，膝蓋屈起，雙腳張開與骨盆同寬，雙手手掌貼地。

POINT

做這個動作時，要用一種把尾椎抬得比胸部還高的感覺去做。

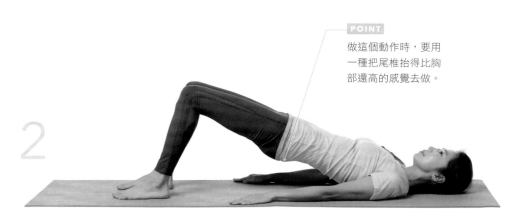

在腹部與臀部用力的狀態下吸氣，然後將臀部抬起。

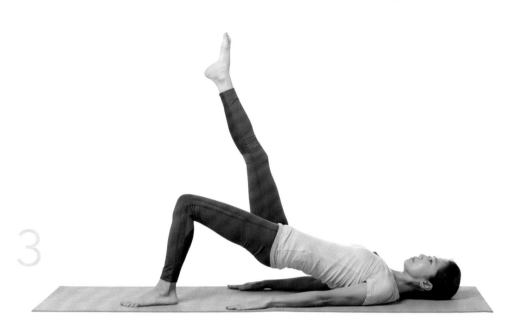

3 右腳垂直舉高。

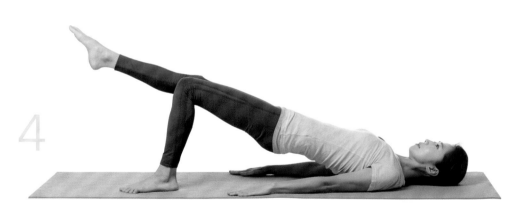

4 右腳直直放下，到與左腳大腿相同的高度，然後再回到步驟3的姿勢，總共重複3次，做完後再換左腳。

屈抬腿仰臥起坐短呼吸

如果腹肌一直沒有恢復，那就算體重降低，腹部的肉還是會鬆垮沒彈性。雖然這個動作有點困難，但是可以非常有效地讓因懷孕而鬆弛的腹肌恢復彈性。

1

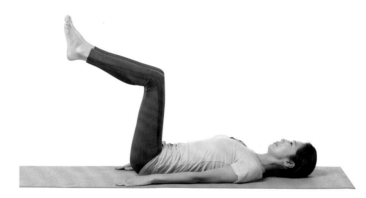

身體直直躺好，雙手放在身體兩側。膝蓋彎屈成90度，並把雙腳抬起，兩腳要打開跟骨盆一樣寬。

2

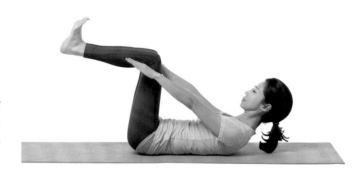

吐氣的同時把上半身抬起，抬到肩胛骨離地的高度即可（內衣背帶的位置）。同時雙手也要向前伸直，視線放在大腿之間。

POINT

「呼！呼！呼！呼！呼！」
用這樣的頻率呼吸。

3

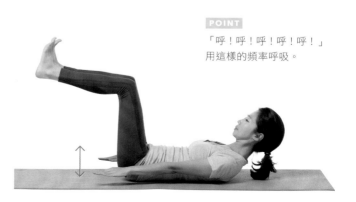

維持這個姿勢短促且快速呼吸5次，同時雙手平舉上下快速移動。整套動作重複5次。

轉手

用這個動作放鬆緊繃的肩膀肌肉，增加關節的可動範圍。就像在擰乾剛洗好的衣服一樣，前後旋轉手臂，就可以運動到肩膀與手臂的肌肉以及胸部的肌肉，可以讓鬆垮的手臂線條和下垂的胸部重新恢復彈性。

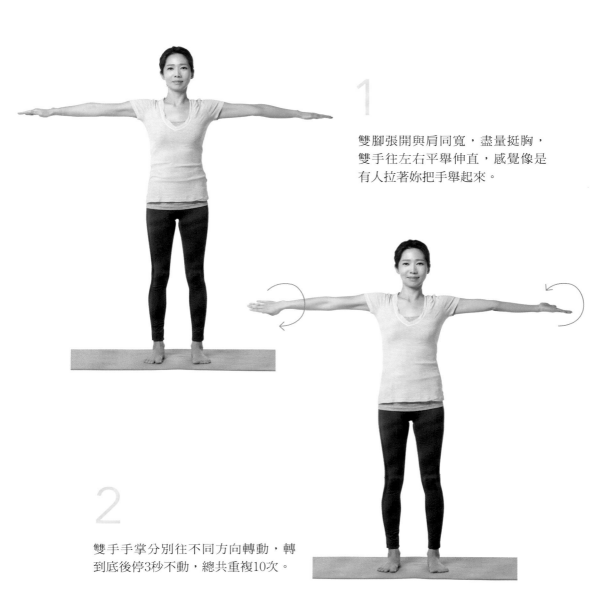

1

雙腳張開與肩同寬，盡量挺胸，雙手往左右平舉伸直，感覺像是有人拉著妳把手舉起來。

2

雙手手掌分別往不同方向轉動，轉到底後停3秒不動，總共重複10次。

盤腿上身左右彎屈

這個動作可以伸展腿部肌肉，促進血液循環，讓髖關節的動作更順暢。
也可以伸展到整個身體側面的肌肉，所以也有雕塑側腰線條的效果。

1

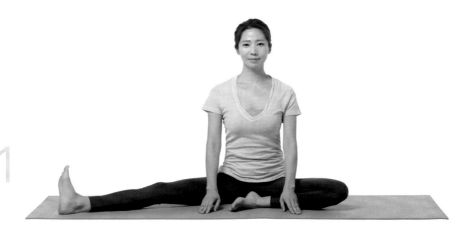

腰打直坐好，腳往兩旁張開伸直。接著左腳盤起，腳掌放
在會陰部前面，注意右邊的臀部不要離地。

2

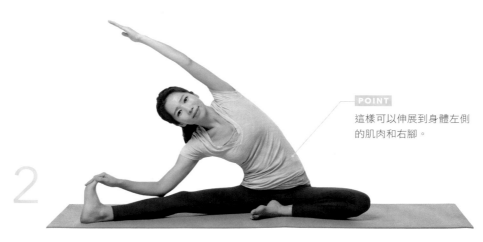

POINT

這樣可以伸展到身體左側
的肌肉和右腳。

左手高舉伸直，身體往右彎，同時右手抓著右腳腳尖。就
這樣維持5秒，再換往左邊彎，左右交替共做3次。

單腳跨大腿上半身前彎

這個動作的難度，比前面介紹過的「單腳盤腿坐姿體前彎」高一個等級，可以有效幫助矯正O型腿。也可以幫助矯正因懷孕而變形的髖關節、膝蓋關節、腳踝關節，能伸展下半身的所有肌肉。

1

上半身打直，雙腿向前伸直坐好，然後右腳壓在左腳大腿上。

2

雙手抓著左腳腳尖，上半身向前彎，以腹部→胸部的順序向前彎，維持5秒後恢復原來的姿勢，接著兩腳交換再做一次，就這樣左右交替做3次。

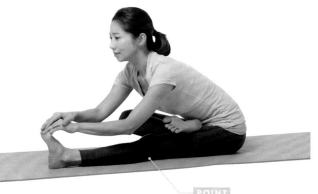

POINT
用力壓著腳不讓膝蓋離地，這樣效果會更好。

貓姿伸展

這個動作可以放鬆背部、肩膀、腰部等緊繃的上半身肌肉，也可以強化腹部
肌肉並增加肌肉彈性。因為可以放鬆緊繃的肌肉，所以也兼具預防、舒緩腰
痛問題的效果，也可以矯正歪掉的脊椎。

1

四肢撐地，雙手保持與肩同
寬，雙膝保持與骨盆同寬。

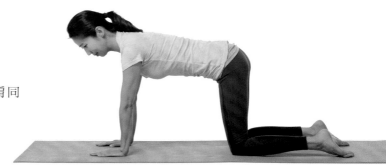

2

吸氣的同時慢慢抬頭看向天花
板，腰盡量打直不彎屈。

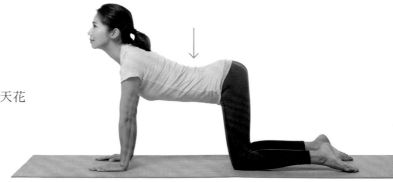

3

吐氣的同時手掌用力推地板，
背盡量拱起。步驟2～3的動作
總共重複5次。

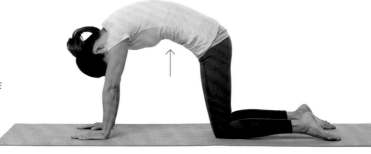

臥姿轉體

這個動作可以鍛鍊到側腰因懷孕而無力的外腹斜肌，幫助妳找回纖細有彈性的腰部曲線。

1

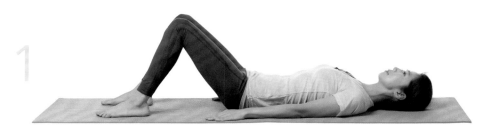

直直躺好，膝蓋屈起，雙腳張開與骨盆同寬，雙手手掌貼地。

2

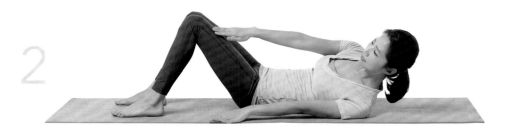

右手抬起向左腳大腿伸過去，同時帶動上半身向左斜前方抬起。手摸著膝蓋3秒後再躺回去，接著換伸展另外一邊，就這樣左右交替做5次。

伸手上半身後仰

POINT

膝蓋可以夾著健身球，或
是在大腿之間放個抱枕，
這樣可以強化會陰部與大
腿內側的肌肉。

1

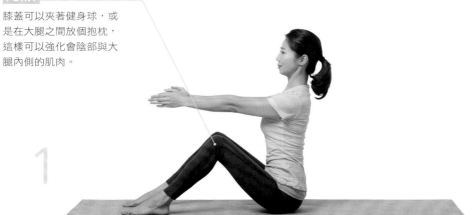

上半身打直坐好，膝蓋屈起。雙腳張開與骨盆同寬，
雙手則向前伸直。

2

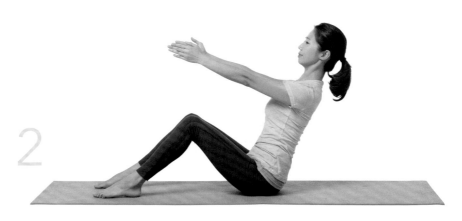

在背打直不彎屈的狀態下，上半身慢慢向後仰，維持5秒後回
到原位，動作重複10次。想要增加強度的話，就改為維持10
秒重複5次。

單手向後旋轉

大部分的人都以為，運動肩膀關節只需要向前轉手臂就好，但其實向後旋轉也是不可或缺的動作。肩膀痠痛時就做這個動作，可以馬上得到舒緩痠痛的效果。

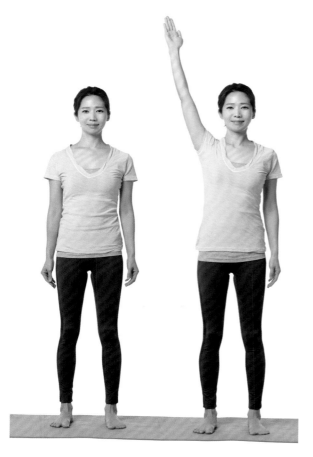

1 身體站直，兩腳張開與肩膀同寬，右手像在游仰式一樣向後大大地轉一圈。

2 這時候頭和視線會自然跟著手移動，然後再換左邊，就這樣左右交替做10次。

坐姿握毛巾上半身左右擺動

這是幫助腰和骨盆恢復平衡的動作。做起來感覺卡卡的方向就多做幾次，這樣才有助於左右平衡。為了讓雙手維持固定的間距，建議要抓著毛巾做這個動作。

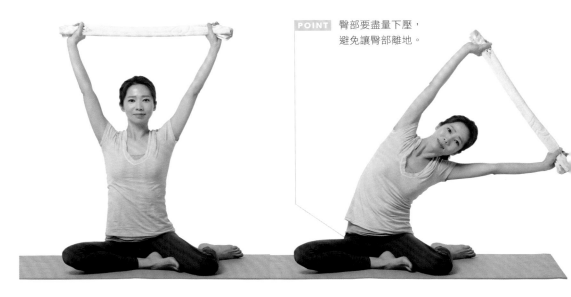

POINT 臀部要盡量下壓，避免讓臀部離地。

1 上半身打直坐好，右腳盤起放在前面，左腳則向後折起。雙手抓著毛巾高舉過頭，雙手的距離要比肩膀寬一點。

2 上半身慢慢向左彎，彎到底後停5秒再回到原位，總共重複5次。然後兩腳位置交換，身體換向右彎。

雙腿交疊左右翻

生產後，通常都會覺得髖關節很不舒服，這個動作可以放鬆軀幹、骨盆跟腿的肌肉。也能預防、減輕腰部、骨盆與髖關節的痠痛問題。

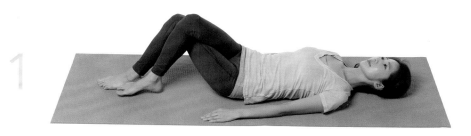

身體直直躺好，右腳疊在左腳上面，雙手手掌貼地。

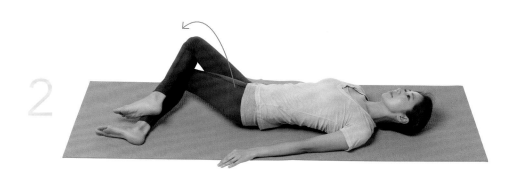

維持雙腿交疊的姿勢，兩隻腳一起向右翻過去，這時左肩要注意不要離開地面。腿壓到最低後，靜止不動放輕鬆深呼吸5秒，然後再回到原位。接著兩腳位置交換換往左翻。左右交替共做10次。

側躺抬腿

強化臀部外側的肌肉，矯正生產後因為骨盆歪掉而跟著歪掉的雙腳。這個動作可以讓腳變直，也能有效減去側腰和大腿的贅肉。

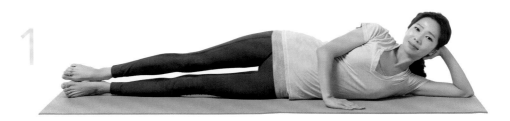

側躺著，單手撐著頭，另一隻手撐在胸前的地板上。
從頭到腳要維持一直線。

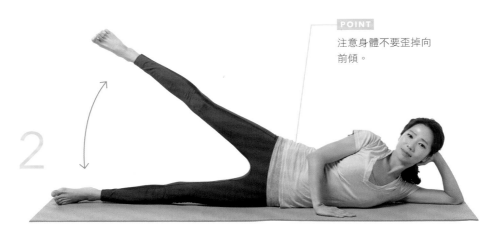

POINT
注意身體不要歪掉向前傾。

左腳上下移動10次，接著換往另一個方向躺，再換右腳上下移動10次。

側躺膝蓋閉合

如果骨盆因為懷孕、生產而變形，這樣髖關節就會向內旋轉，腳也會變成O型腿。但如果可以鍛鍊臀部外側的肌肉，就能讓使髖關節旋轉的肌肉變強壯，讓腳重新變直。有時間就做這個動作，那就算生過小孩也可以有一雙漂亮的腿喔。

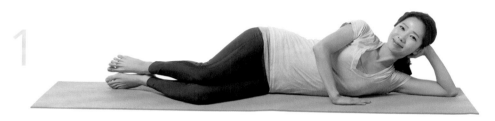

側躺好，膝蓋微微彎屈。

POINT
身體要維持和地板垂直的角度，避免骨盆過度後仰，這樣才能夠鍛鍊到正確的肌肉。

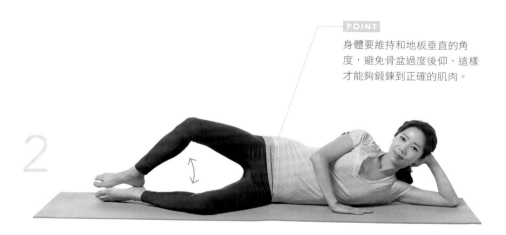

上面那隻腳的膝蓋盡量向上抬起來，抬到最高後靜止5秒不動。重複開、合10次。接著換往另一個方向躺，換抬另外一隻腳。

前趴屈腿後仰

這是個可以有效讓在懷孕與生產過程中，向內旋轉的髖關節，重新回到原位的動作。還可以鍛鍊腰部肌肉，有空就做一下，可以預防產後腰痛。

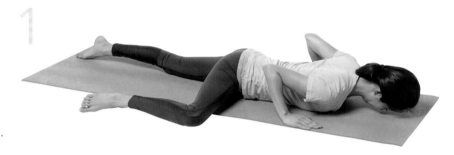

1 向前趴下，右腳向上抬起，膝蓋彎屈成90度，雙手撐在胸部兩旁的地上。

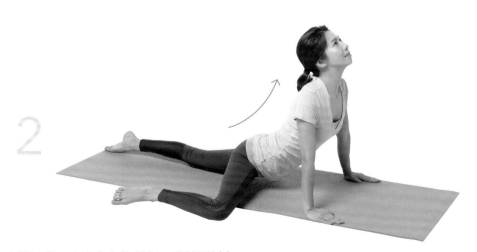

2 脊椎打直，上半身向後仰起，維持5秒靜止不動，接著左右腳交換再做一次，總共要重複2次。

貓姿伸展四肢

脊椎是我們身體最重要的主軸，脊椎四周有著連接脊椎骨、肩胛骨、肩膀、骨盆、髖關節的細小肌肉。要鍛鍊這些細小的肌肉，才能矯正我們錯誤的姿勢。這個動作不僅能鍛鍊全身的肌力，也能強化核心肌群，幫助矯正骨盆。

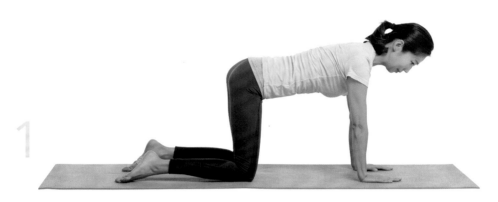

四肢撐地，雙手張開與肩同寬、雙腳與骨盆同寬。

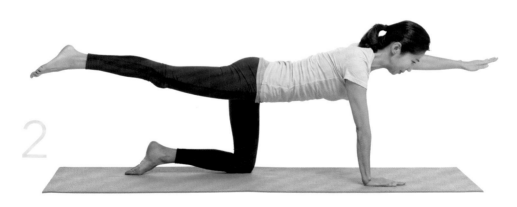

左手和右腳抬起，與地面呈現平行，維持5秒不動。這時候如果覺得身體會晃動，或是抓不太到重心的話，那就表示骨盆歪掉了。5秒後慢慢把手腳放下，左右交替再做一次，總共做10次。

健身球仰臥起坐

雖然也可以躺在地板上做一樣的動作，但躺在健身球上面，球可以幫助妳維持背打直，再加上必須要努力保持身體平衡，所以運動量會比較大。做這個動作時，如果希望上半身抬起時完全不晃動，那只要用到腹部的力量，肌力與平衡感也要很好，效果完全不輸全身運動。不過一開始可能會很難保持平衡，建議可以找個人幫妳扶著健身球。

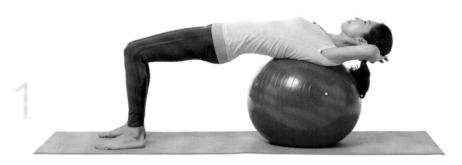

背靠在健身球上，腳踩在地板上，膝蓋彎屈呈直角。
雙腳張開與骨盆同寬，雙手則食指交握撐著後腦杓。

POINT
臀部很容易往下掉，所以臀部肌肉要用力收緊。

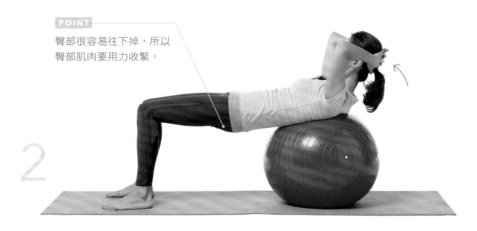

邊吐氣邊把上半身抬起來，抬高到肩胛骨（內衣背帶）的位置，讓視線可以看著正前方。維持5秒不動後，再回到步驟1的姿勢。

健身球抬手

如果希望人躺在健身球上時身體不要晃動，那就得動用到全身的核心肌肉，這樣才有助於保持全身的平衡，當然也有讓腹部、雙腿更有彈性的效果。不過一開始可能會很難保持平衡，建議找個人幫妳扶助健身球。

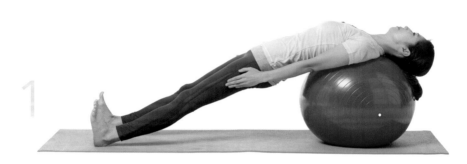

背靠在健身球上，身體保持平衡。

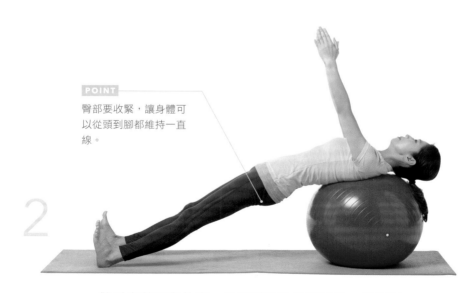

POINT

臀部要收緊，讓身體可以從頭到腳都維持一直線。

雙手向前平舉伸直，自然深呼吸維持10秒，重複兩次。

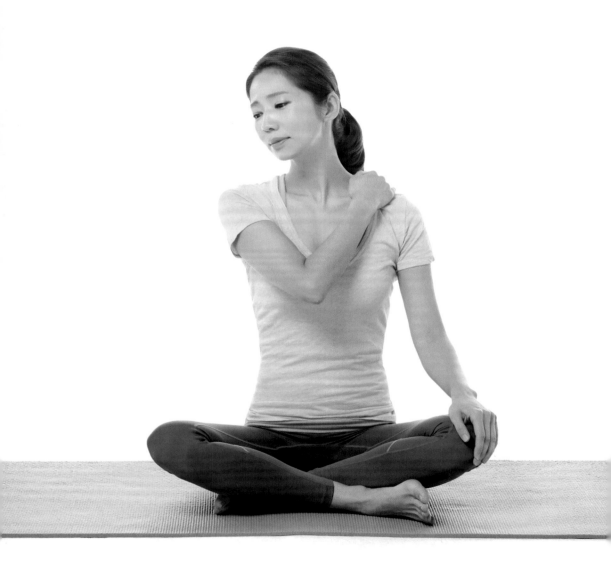

愛護因育兒而受苦的身體！

PART
4

舒緩

產後疼痛

的運動

疼痛是從一些小習慣開始累積，然後在某一瞬間突然爆發出來的。像是抱著小孩想要把小孩舉高的瞬間，很可能就會發生意外。所以生完小孩後要馬上開始鍛鍊身體，有空就做伸展運動，放鬆因為育兒而失衡、僵硬的肌肉，這樣養育小孩才會輕鬆不痛苦。

錯誤的育兒姿勢
會導致產後疼痛

　　其實生產後會覺得痠痛，有很大一部分原因是哺乳的姿勢造成。長時間抱小孩餵奶，自然會駝背、頭也會向前壓低，這種姿勢對因為生產而弱化的關節、肌肉，會造成很大的負擔。

　　為許多因身體疼痛來就診的產婦做檢查，發現他們大部分都是骨盆歪掉，肩膀、骨盆、髖關節向右傾斜，脊椎則向左彎。這種身體的不平衡，會導致非常嚴重的疼痛，大家一定要小心。

　　其中最重要的就是坐姿。翹腳是讓骨盆歪掉的最大原因之一，這大家都知道，但在育兒的過程中會發現要矯正姿勢其實並不容易。尤其是坐在沙發上餵奶時，大部分的人都會翹腳，因為這樣餵起奶來才不會不舒服。可是為了防止骨盆歪掉，請務必養成用正確姿勢餵奶的習慣。建議大家坐在椅子上餵奶時，請一定要用腳踏板。在餵奶的地方

過了生產後三個月，肩頸痠痛症狀會越來越明顯。因為原本體型就已經因懷孕和生產而變形，而抱小孩、哺乳的姿勢也都會使痠痛加劇。最好的解決方法就是鍛鍊頸部周圍的肌肉。

應用動作

如果沒有練力帶，那就在頭下面墊個抱枕，做一樣的推頭動作。

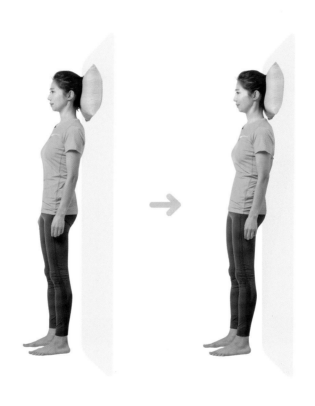

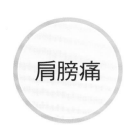

肩膀痛

練力帶轉手

這個動作不僅能運動到肩關節和肩膀肌肉，也可以同時讓胸部到背部的肌肉達到放鬆的效果，是很有用的動作。比起沒有彈性的毛巾，建議還是拿練力帶來輔助，才能夠讓肌肉更有效伸展。

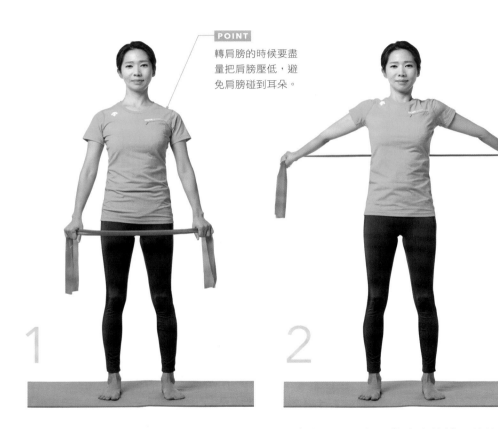

POINT
轉肩膀的時候要盡量把肩膀壓低，避免肩膀碰到耳朵。

1 雙腳張開與肩同寬，身體站直，雙手握著練力帶。

2 吐氣的同時，雙手伸直向後轉，然後再轉回到前面，總共做20次。

TIP 如果沒有練力帶，也可以用有彈性的絲襪。

雙手W字下壓

肩胛骨的肌肉大部分都和手臂、肩膀相連,影響了手臂與肩膀的動作,但也是平時容易因為少動或是錯誤姿勢,而導致肌肉打結的部位,所以這個地方很容易痠痛。運動一下肩胛骨,讓緊繃的肌肉放鬆,才能夠舒緩蔓延整個肩、頸、背的疼痛感。

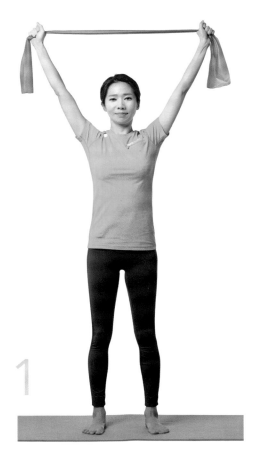

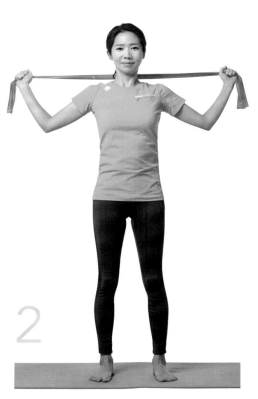

1

雙腳張開與肩同寬,雙手抓著練力帶高舉過頭。

 TIP 如果沒有練力帶,也可以用有彈性的絲襪。

2

吐氣的同時手肘彎起,手臂向下壓,讓手臂呈現W形,這時候兩邊肩胛骨中間的肌肉會收緊。接著把雙手伸直後再往下壓,總共做10次。

扶桌體前彎

上半身前彎時，可以舒展到肩膀後方的肌肉與整個脊椎，並達到舒緩、預防肩頸、背部的痠痛問題。覺得痠痛不舒服時就做這個動作，能夠馬上見效。

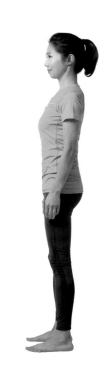

1 站在距離桌子一步的地方，雙腳張開與肩同寬。

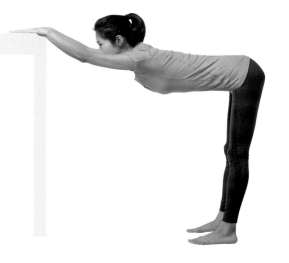

2 雙手扶著桌子，上半身慢慢往前彎下去。尾椎朝天花板翹高，連整個下半身的後面都一起伸展。維持10秒後再重新站直回到步驟1的姿勢，總共做5次。

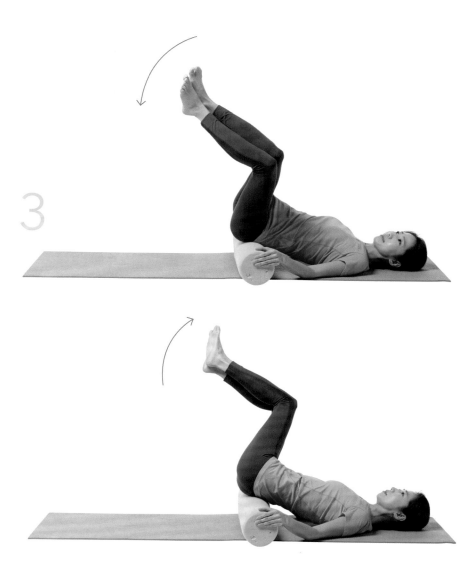

3

高舉的腳左右搖擺晃動，讓尾椎可以得到充分按摩。

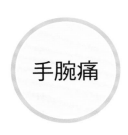

手腕按摩

手腕痠痛是生產後最常見的症狀，因為我們常常在關節虛弱無力的狀態下，過度使用手腕。建議大家在抱小孩、做家事之後利用簡單的按摩或伸展，來放鬆手腕的肌肉。建議請老公幫忙，會比自己來更有效。

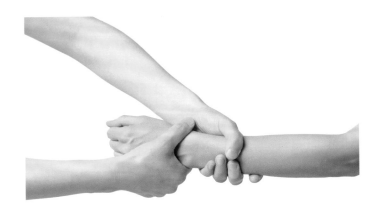

老公雙手包覆老婆的手腕，用力按摩5分鐘，然後再換另外一隻手。

TIP 如果手腕正處於痠痛的狀態，那請不要自己按摩。

手掌按摩

一有時間就按摩手掌，不僅可以放鬆手掌周遭的肌肉，也可以讓血液循環變好，減輕水腫、痠痛的問題。如果生完小孩之後手很容易水腫，那建議有空時就請老公幫忙按摩一下。

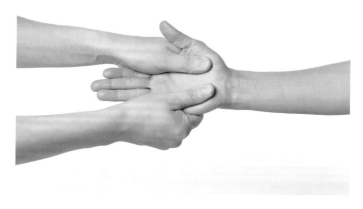

像在指壓一樣，老公用雙手拇指大力按摩老婆的手掌5分鐘，然後再換另外一隻手。

TIP　如果手腕正處於痠痛的狀態，那請不要自己按摩。

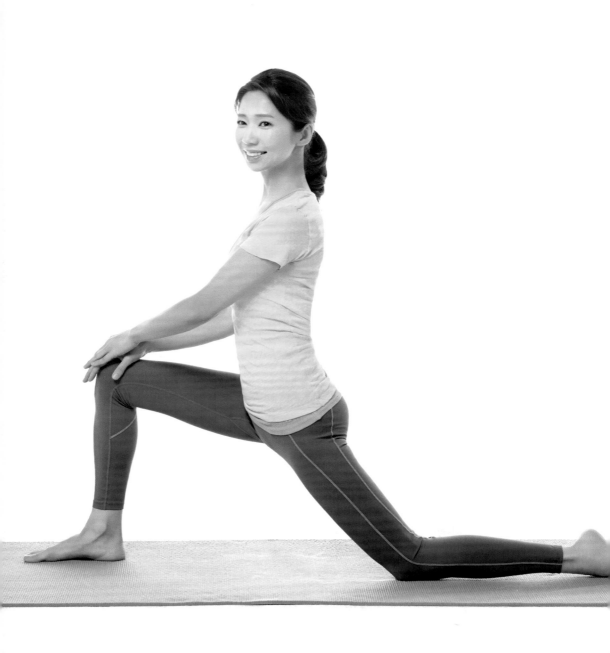

前趴後抬腿

臀部和大腿的界線漸漸消失的話，臀部看起來會很扁平，腿看起來也會很短。就用這個可以讓臀部、大腿後方肌肉變緊實的動作，打造蘋果般的翹臀、玲瓏有緻的背影吧！

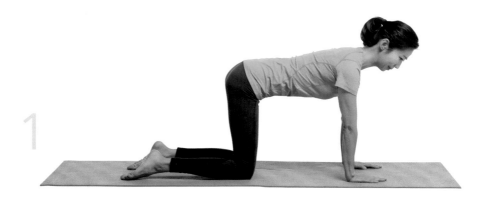

四肢撐地，雙手與肩同寬，雙腳與骨盆同寬。

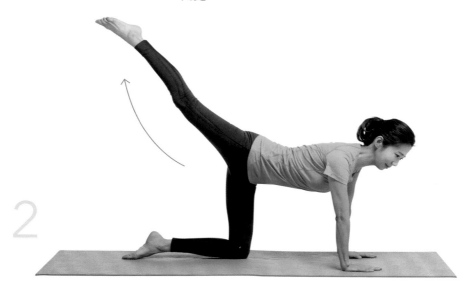

右腳往後高高抬起，這時要注意臀部不能往任何一邊傾斜，維持5秒後回到步驟1的姿勢，重複10次後換另一條腿，左右交替總共做2個循環。

寬步深蹲

肌肉是大量消耗能量的組織，體內的肌肉量越多，基礎代謝量也就越高，也就更不容易變胖。我們身體裡最大的肌肉就是大腿肌肉，好好鍛練這裡的肌肉，提升基礎代謝量，讓下半身的線條更美麗吧。

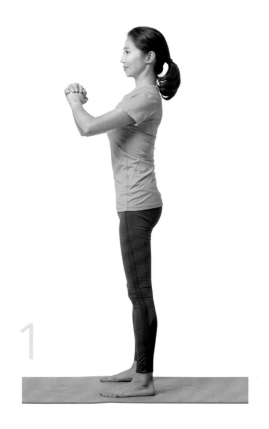

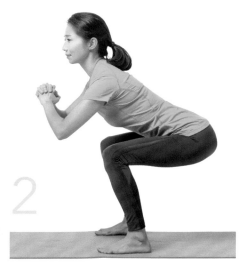

雙腳站得比肩膀稍微再寬一點，雙手在胸前十指交握。

臀部慢慢往後推出去的同時身體也慢慢坐下後再起立，注意膝蓋不要超過腳尖。這時候臀部要大力夾緊，大腿內側也要用力，總共重複20次。

站在階梯邊緣抬腳尖

腳掌和腿因為離心臟很遠，所以血液循環很容易不順暢。這時候如果能伸展腳踝和小腿肌肉，就可以促進血液循環，減輕水腫問題，並預防腳踝和膝蓋痠痛。這是一個很有用的動作，簡簡單單就能獲得極佳的效果。

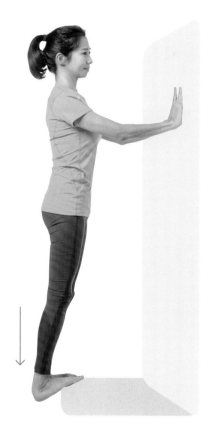

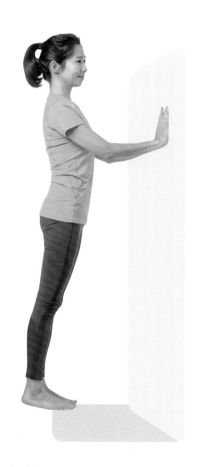

1 站在階梯邊緣，只靠腳尖支撐著身體重量。

2 像在墊腳一樣把腳跟抬起來再放下，總共做20次，要做3個循環。

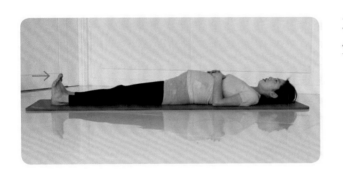

3

雙腳伸直，腳尖往內收。

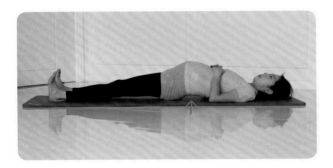

4

利用腳後跟下壓的力量，微微把臀部抬起，這時候要注意膝蓋不能彎屈。然後臀部再慢慢放下，恢復到步驟2的姿勢，步驟2～4的動作總共要做3次。

老公幫忙做腳部按摩

到了懷孕6～7個月肚子越來越大，就會壓迫到通往腳底的血管。這時候會因為更加收縮的肌肉，而導致血液循環不佳，腳踝、腳掌、小腿、大腿都會痠痛不已。但只要好好放鬆其中一個地方，就可以讓整個下半身變得輕鬆無比，也可以讓妳在產後擁有一雙纖細的腿。建議從懷孕5個月起到臨盆為止每天都要做。

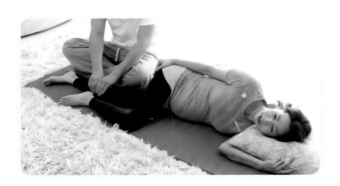

1

由老公輕輕按摩老婆小腿內側到阿基里斯腱的這一段肌肉，按摩方向要由下往上。

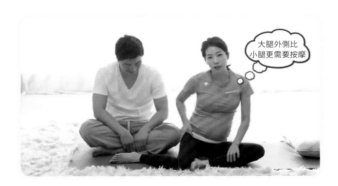

2

用相同的方法按摩大腿外側。

大腿外側比小腿更需要按摩

老公幫忙做尾椎按摩

懷孕時連接尾椎和骨盆的韌帶會拉長，產生讓孕婦坐立難安的痠痛。從懷孕中期到後期，這種痠痛會越來越嚴重。無法吃藥改善，也不能接受物理治療，這時候只要老公幫忙做個簡單的按摩，就會給孕婦帶來很大的安慰。按摩的部位是從尾椎到骨盆的肌肉和韌帶，建議從懷孕5個月起到臨盆每天都要按。

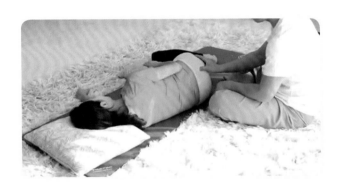

1

讓老婆側躺，在雙膝之間夾一個大小適中的抱枕。這樣躺下，可以在維持骨盆角度不變的狀態下接受按摩。

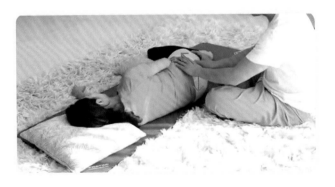

2

老公用大拇指以脊椎為中心向外（髖關節）按摩老婆的尾椎，輕輕地按壓推開整個臀部的肌肉。然後換往另一個方向躺，按摩另外一邊。

跟老公一起做骨盆伸展

為了健康的生產，要在老公的幫助之下，伸展連接骨盆、尾椎的部位。做這個動作之前要先吸氣，做的時候則自然地吐氣讓肌肉得到伸展。可以重複多做幾次，或是配合自己的時間早、晚各做一次也行。這是可以讓腰感覺很舒服的動作，建議從懷孕5個月起到臨盆為止，每天都要做。

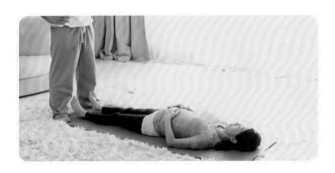

1

讓老婆放輕鬆躺在地上。

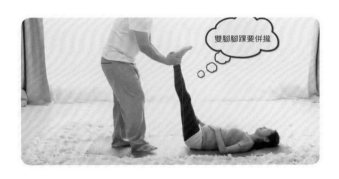

2

老公雙手握住老婆的腳踝，把腳舉起來。這時候注意膝蓋不要彎屈。

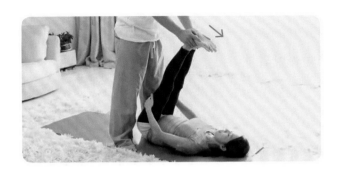

3

腳趾頭往頭的方向推，伸
展腳後跟到骶骨的肌肉。

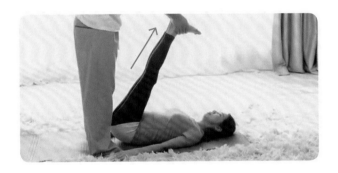

4

把老婆的腳微微往上拉，
讓臀部稍微抬離地面。這
樣可以伸展到腰部、臀
部、腿部的肌肉，可以的
話再把腳往頭的方向推一
點。

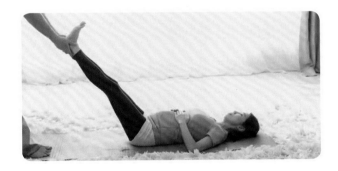

5

暫時把腳放下，然後再做
一次。

並不是隨便什麼運動，都可以讓產後的身體恢復到正常狀態。要配合身體改變的過程，讓身體能夠自然恢復。這本書介紹的伸展和骨盆運動，是配合產後身體恢復的速度和運動的強度、鍛鍊的部位所設計的，雖然簡單但卻非常有效。一天15分鐘，每天都要做，這樣不僅能矯正骨盆，更能輕鬆達到減重效果。生完小孩後出現的痠痛、水腫也就會自然消失。

需要本書的人！

想減去腹部贅肉但沒時間運動的產婦

生產後無法好好保養身體的產婦

生產後因為身材走樣而苦惱的產婦

想矯正骨盆、改善臀部扁平問題的產婦

身體不適，全身都痛的產婦

因腰痛、骨盆痠痛所苦的產婦

為懷孕導致的O型腿所苦的產婦

體力不好，身體經常水腫的產婦

1 個月骨盆歸位 **3** 個月肌肉彈性恢復 **6** 個月瘦回小姐身材

骨盆矯正瘦

作　　　者　金修然
譯　　　者　陳品芳

發　行　人　黃鎮隆
副總經理　陳君平
企劃主編　蔡月薰
美術總監　沙雲佩
封面設計　陳碧雲
公關宣傳　邱小祐、吳姍

出　　　版　城邦文化事業股份有限公司　尖端出版
發　　　行　台北市民生東路二段141號10樓
　　　　　　電話：（02）2500-7600　傳真：（02）2500-1975
　　　　　　讀者服務信箱：spp_books@mail2.spp.com.tw
　　　　　　英屬蓋曼群島商家庭傳媒股份有限公司
　　　　　　城邦分公司　尖端出版行銷業務部
　　　　　　台北市民生東路二段141號10樓
　　　　　　電話：（02）2500-7600　傳真：（02）2500-1979
　　　　　　劃撥戶名／英屬蓋曼群島商家庭傳媒（股）公司城邦分公司
　　　　　　劃撥帳號／50003021　劃撥專線／（03）312-4212
　　　　　　※劃撥金額未滿500元，請加附掛號郵資50元

法律顧問　王子文律師　元禾法律事務所　台北市羅斯福路三段37號15樓

台灣總經銷　中彰投以北（含宜花東）高見文化行銷股份有限公司
　　　　　　電話：0800-055-365　傳真：（02）2668-6220
　　　　　　雲嘉以南　威信圖書有限公司
　　　　　　（嘉義公司）電話：0800-028-028　傳真：（05）233-3863
　　　　　　（高雄公司）電話：0800-028-028　傳真：（07）373-0087

香港總經銷　豐達出版發行有限公司
　　　　　　地址：香港柴灣永泰道70號柴灣工業城第2期1805室
　　　　　　電話：852-2172-6533　傳真：852-2172-4355
　　　　　　E-mail：hkcite@biznetvigator.com

馬新總經銷　馬新總經銷　城邦（馬新）出版集團　Cite（M）Sdn Bhd
　　　　　　電話：（603）9057-8822、9056-3833　傳真：（603）9057-6622
　　　　　　E-mail：cite@cite.com.my
　　　　　　大眾書局（新加坡）　POPULAR（Singapore）
　　　　　　電話：65-6462-9555　傳真：65-6468-3710
　　　　　　E-mail：feedback@popularworld.com
　　　　　　大眾書局（馬來西亞）　POPULAR（Malaysia）
　　　　　　電話：603-9179-6333　傳真：03-9179-6200、03-9179-6339
　　　　　　客服諮詢熱線：1-300-88-6336
　　　　　　E-mail：popularmalaysia@popularworld.com

版　　　次　2017年8月　1版1刷
Ｉ　Ｓ　Ｂ　Ｎ　978-957-10-7253-1

國家圖書館出版品預行編目(CIP)資料

骨盆矯正瘦：1個月骨盆歸位，3個月肌肉彈性恢
復，6個月瘦回小姐身材／金修然作. -
- 初版. -- 臺北市：尖端, 2017.08
　　面：　公分
　　ISBN 978-957-10-7253-1(平裝)
　　1.塑身　2.減重　3.健身操
425.2　　　　　　　　　　　　　　105025363

◎版權所有‧侵權必究◎
本書如有破損或缺頁，請寄回本公司更換

【版權聲明】
산후 골반 교정 다이어트 (Pelvic rehab therapy after childbirth)
Copyright © 2016 by 김수연 (KIM SUYEON,金修然)
All rights reserved.
Complex Chinese Copyright © 2017 by Sharp Point Press A Division Of Cite Publishing Limited
Complex Chinese language is arranged with HEALTH CHOSUN CO.,LTD.
through Eric Yang Agency